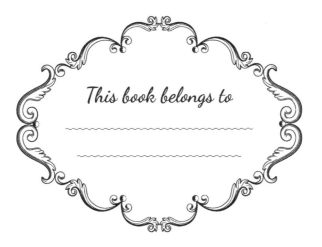

This book belongs to

~~~~~~~~~~~~~~~~~~~~~~~~~~~~~~~~~~~~~~

~~~~~~~~~~~~~~~~~~~~~~~~~~~~~~~~~~~~~~

Date .............................
○ Sun  ○ Mon  ○ Tue  ○ Wed  ○ Thu  ○ Fri  ○ Sat

Date .............................

○ Sun  ○ Mon  ○ Tue  ○ Wed  ○ Thu  ○ Fri  ○ Sat

Date .............................

○ Sun ○ Mon ○ Tue ○ Wed ○ Thu ○ Fri ○ Sat

*Date* .............................

◯ *Sun*　◯ *Mon*　◯ *Tue*　◯ *Wed*　◯ *Thu*　◯ *Fri*　◯ *Sat*

Date .............................

○ Sun  ○ Mon  ○ Tue  ○ Wed  ○ Thu  ○ Fri  ○ Sat

*Date* .............................

☐ *Sun*  ☐ *Mon*  ☐ *Tue*  ☐ *Wed*  ☐ *Thu*  ☐ *Fri*  ☐ *Sat*

Date ..............................

☐ Sun  ☐ Mon  ☐ Tue  ☐ Wed  ☐ Thu  ☐ Fri  ☐ Sat

Date .............................

○ Sun　○ Mon　○ Tue　○ Wed　○ Thu　○ Fri　○ Sat

*Date* ..............................
○ *Sun*  ○ *Mon*  ○ *Tue*  ○ *Wed*  ○ *Thu*  ○ *Fri*  ○ *Sat*

Date .............................

○ Sun  ○ Mon  ○ Tue  ○ Wed  ○ Thu  ○ Fri  ○ Sat

*Date* .............................

☐ *Sun*  ☐ *Mon*  ☐ *Tue*  ☐ *Wed*  ☐ *Thu*  ☐ *Fri*  ☐ *Sat*

Date .............................

○ Sun  ○ Mon  ○ Tue  ○ Wed  ○ Thu  ○ Fri  ○ Sat

Date ............................

○ Sun  ○ Mon  ○ Tue  ○ Wed  ○ Thu  ○ Fri  ○ Sat

Date .............................

☐ Sun  ☐ Mon  ☐ Tue  ☐ Wed  ☐ Thu  ☐ Fri  ☐ Sat

Date ..............................

○ Sun ○ Mon ○ Tue ○ Wed ○ Thu ○ Fri ○ Sat

Date ..............................

○ Sun  ○ Mon  ○ Tue  ○ Wed  ○ Thu  ○ Fri  ○ Sat

Date .............................

○ Sun   ○ Mon   ○ Tue   ○ Wed   ○ Thu   ○ Fri   ○ Sat

*Date* ...........................

☐ *Sun* ☐ *Mon* ☐ *Tue* ☐ *Wed* ☐ *Thu* ☐ *Fri* ☐ *Sat*

Date .............................

☐ Sun  ☐ Mon  ☐ Tue  ☐ Wed  ☐ Thu  ☐ Fri  ☐ Sat

Date .............................

☐ Sun  ☐ Mon  ☐ Tue  ☐ Wed  ☐ Thu  ☐ Fri  ☐ Sat

Date ...........................

○Sun ○Mon ○Tue ○Wed ○Thu ○Fri ○Sat

Date ...............................

○ Sun ○ Mon ○ Tue ○ Wed ○ Thu ○ Fri ○ Sat

Date .............................

○ Sun  ○ Mon  ○ Tue  ○ Wed  ○ Thu  ○ Fri  ○ Sat

*Date* ..............................

☐ *Sun*  ☐ *Mon*  ☐ *Tue*  ☐ *Wed*  ☐ *Thu*  ☐ *Fri*  ☐ *Sat*

*Date* ..............................

○ *Sun*  ○ *Mon*  ○ *Tue*  ○ *Wed*  ○ *Thu*  ○ *Fri*  ○ *Sat*

Date ...............................

☐ Sun  ☐ Mon  ☐ Tue  ☐ Wed  ☐ Thu  ☐ Fri  ☐ Sat

*Date* .............................
◯ *Sun* ◯ *Mon* ◯ *Tue* ◯ *Wed* ◯ *Thu* ◯ *Fri* ◯ *Sat*

*Date* .............................

☐ *Sun*  ☐ *Mon*  ☐ *Tue*  ☐ *Wed*  ☐ *Thu*  ☐ *Fri*  ☐ *Sat*

*Date* .............................

○ *Sun*　○ *Mon*　○ *Tue*　○ *Wed*　○ *Thu*　○ *Fri*　○ *Sat*

Date .............................

☐ Sun  ☐ Mon  ☐ Tue  ☐ Wed  ☐ Thu  ☐ Fri  ☐ Sat

*Date* .............................

○ *Sun*  ○ *Mon*  ○ *Tue*  ○ *Wed*  ○ *Thu*  ○ *Fri*  ○ *Sat*

*Date* ............................
☐ *Sun*  ☐ *Mon*  ☐ *Tue*  ☐ *Wed*  ☐ *Thu*  ☐ *Fri*  ☐ *Sat*

Date ..............................

☐ Sun ☐ Mon ☐ Tue ☐ Wed ☐ Thu ☐ Fri ☐ Sat

Date .............................

○ Sun  ○ Mon  ○ Tue  ○ Wed  ○ Thu  ○ Fri  ○ Sat

*Date* ............................

○ *Sun*  ○ *Mon*  ○ *Tue*  ○ *Wed*  ○ *Thu*  ○ *Fri*  ○ *Sat*

Date .............................

○ Sun  ○ Mon  ○ Tue  ○ Wed  ○ Thu  ○ Fri  ○ Sat

*Date* ...........................

☐ *Sun*  ☐ *Mon*  ☐ *Tue*  ☐ *Wed*  ☐ *Thu*  ☐ *Fri*  ☐ *Sat*

*Date* .............................

☐ *Sun*  ☐ *Mon*  ☐ *Tue*  ☐ *Wed*  ☐ *Thu*  ☐ *Fri*  ☐ *Sat*

Date .............................
☐ Sun  ☐ Mon  ☐ Tue  ☐ Wed  ☐ Thu  ☐ Fri  ☐ Sat

Date .............................

○ Sun  ○ Mon  ○ Tue  ○ Wed  ○ Thu  ○ Fri  ○ Sat

Date .............................
◯ Sun  ◯ Mon  ◯ Tue  ◯ Wed  ◯ Thu  ◯ Fri  ◯ Sat

Date ...............................

☐ Sun  ☐ Mon  ☐ Tue  ☐ Wed  ☐ Thu  ☐ Fri  ☐ Sat

Date .............................

○Sun ○Mon ○Tue ○Wed ○Thu ○Fri ○Sat

Date .............................

☐ Sun ☐ Mon ☐ Tue ☐ Wed ☐ Thu ☐ Fri ☐ Sat

Date ...............................

○Sun  ○Mon  ○Tue  ○Wed  ○Thu  ○Fri  ○Sat

Date ..............................

○ Sun  ○ Mon  ○ Tue  ○ Wed  ○ Thu  ○ Fri  ○ Sat

Date .............................

☐ Sun ☐ Mon ☐ Tue ☐ Wed ☐ Thu ☐ Fri ☐ Sat

Date .............................

☐ Sun ☐ Mon ☐ Tue ☐ Wed ☐ Thu ☐ Fri ☐ Sat

Date .............................
○ Sun  ○ Mon  ○ Tue  ○ Wed  ○ Thu  ○ Fri  ○ Sat

Date .............................

○ Sun  ○ Mon  ○ Tue  ○ Wed  ○ Thu  ○ Fri  ○ Sat

Date ..............................
☐ Sun  ☐ Mon  ☐ Tue  ☐ Wed  ☐ Thu  ☐ Fri  ☐ Sat

Date .............................

○ Sun  ○ Mon  ○ Tue  ○ Wed  ○ Thu  ○ Fri  ○ Sat

*Date* .............................

☐ *Sun*  ☐ *Mon*  ☐ *Tue*  ☐ *Wed*  ☐ *Thu*  ☐ *Fri*  ☐ *Sat*

Date ..............................

○ Sun  ○ Mon  ○ Tue  ○ Wed  ○ Thu  ○ Fri  ○ Sat

Date ............................
○ Sun  ○ Mon  ○ Tue  ○ Wed  ○ Thu  ○ Fri  ○ Sat

Date .............................

○ Sun  ○ Mon  ○ Tue  ○ Wed  ○ Thu  ○ Fri  ○ Sat

Date ............................

○ Sun ○ Mon ○ Tue ○ Wed ○ Thu ○ Fri ○ Sat

Date .............................

☐ Sun  ☐ Mon  ☐ Tue  ☐ Wed  ☐ Thu  ☐ Fri  ☐ Sat

Date ..............................

○Sun ○Mon ○Tue ○Wed ○Thu ○Fri ○Sat

Date .............................

○ Sun ○ Mon ○ Tue ○ Wed ○ Thu ○ Fri ○ Sat

Date ............................

☐Sun ☐Mon ☐Tue ☐Wed ☐Thu ☐Fri ☐Sat

*Date* .............................

○ *Sun*　○ *Mon*　○ *Tue*　○ *Wed*　○ *Thu*　○ *Fri*　○ *Sat*

Date ...........................
○ Sun  ○ Mon  ○ Tue  ○ Wed  ○ Thu  ○ Fri  ○ Sat

Date ..............................

○ Sun  ○ Mon  ○ Tue  ○ Wed  ○ Thu  ○ Fri  ○ Sat

Date .............................

○ Sun  ○ Mon  ○ Tue  ○ Wed  ○ Thu  ○ Fri  ○ Sat

Date ............................

○ Sun  ○ Mon  ○ Tue  ○ Wed  ○ Thu  ○ Fri  ○ Sat

Date ...............................

☐ Sun  ☐ Mon  ☐ Tue  ☐ Wed  ☐ Thu  ☐ Fri  ☐ Sat

*Date* .............................

○ *Sun*  ○ *Mon*  ○ *Tue*  ○ *Wed*  ○ *Thu*  ○ *Fri*  ○ *Sat*

Date ............................

○ Sun  ○ Mon  ○ Tue  ○ Wed  ○ Thu  ○ Fri  ○ Sat

Date ............................

○ Sun  ○ Mon  ○ Tue  ○ Wed  ○ Thu  ○ Fri  ○ Sat

Date ..............................

☐ Sun  ☐ Mon  ☐ Tue  ☐ Wed  ☐ Thu  ☐ Fri  ☐ Sat

Date .............................

○ Sun  ○ Mon  ○ Tue  ○ Wed  ○ Thu  ○ Fri  ○ Sat

Date .............................

○ Sun  ○ Mon  ○ Tue  ○ Wed  ○ Thu  ○ Fri  ○ Sat

Date .............................

○ Sun  ○ Mon  ○ Tue  ○ Wed  ○ Thu  ○ Fri  ○ Sat

Date ...............................

○ Sun  ○ Mon  ○ Tue  ○ Wed  ○ Thu  ○ Fri  ○ Sat

Date ..............................

○ Sun  ○ Mon  ○ Tue  ○ Wed  ○ Thu  ○ Fri  ○ Sat

Date ............................

☐ Sun ☐ Mon ☐ Tue ☐ Wed ☐ Thu ☐ Fri ☐ Sat

*Date* ..............................

☐ *Sun*  ☐ *Mon*  ☐ *Tue*  ☐ *Wed*  ☐ *Thu*  ☐ *Fri*  ☐ *Sat*

Date ..............................

☐ Sun  ☐ Mon  ☐ Tue  ☐ Wed  ☐ Thu  ☐ Fri  ☐ Sat

*Date* ...............................

☐ *Sun*  ☐ *Mon*  ☐ *Tue*  ☐ *Wed*  ☐ *Thu*  ☐ *Fri*  ☐ *Sat*

Date ............................

○ Sun ○ Mon ○ Tue ○ Wed ○ Thu ○ Fri ○ Sat

Date .............................

☐ Sun  ☐ Mon  ☐ Tue  ☐ Wed  ☐ Thu  ☐ Fri  ☐ Sat

Date .............................

○ Sun  ○ Mon  ○ Tue  ○ Wed  ○ Thu  ○ Fri  ○ Sat

Date .............................

☐ Sun ☐ Mon ☐ Tue ☐ Wed ☐ Thu ☐ Fri ☐ Sat

Date ..............................

☐ Sun  ☐ Mon  ☐ Tue  ☐ Wed  ☐ Thu  ☐ Fri  ☐ Sat

Date ..............................

○ Sun  ○ Mon  ○ Tue  ○ Wed  ○ Thu  ○ Fri  ○ Sat

Date ..............................

○ Sun  ○ Mon  ○ Tue  ○ Wed  ○ Thu  ○ Fri  ○ Sat

Date .............................

◯ Sun  ◯ Mon  ◯ Tue  ◯ Wed  ◯ Thu  ◯ Fri  ◯ Sat

Date ..............................

○ Sun  ○ Mon  ○ Tue  ○ Wed  ○ Thu  ○ Fri  ○ Sat

Date .............................

○ Sun ○ Mon ○ Tue ○ Wed ○ Thu ○ Fri ○ Sat

Date ..............................

○ Sun  ○ Mon  ○ Tue  ○ Wed  ○ Thu  ○ Fri  ○ Sat

*Date* ..............................

○ *Sun*  ○ *Mon*  ○ *Tue*  ○ *Wed*  ○ *Thu*  ○ *Fri*  ○ *Sat*

Date ..............................

☐ Sun  ☐ Mon  ☐ Tue  ☐ Wed  ☐ Thu  ☐ Fri  ☐ Sat

Date ..............................

○Sun ○Mon ○Tue ○Wed ○Thu ○Fri ○Sat

Date .............................

☐ Sun  ☐ Mon  ☐ Tue  ☐ Wed  ☐ Thu  ☐ Fri  ☐ Sat

Date ..............................

○ Sun  ○ Mon  ○ Tue  ○ Wed  ○ Thu  ○ Fri  ○ Sat

*Date* ..............................

○ *Sun*  ○ *Mon*  ○ *Tue*  ○ *Wed*  ○ *Thu*  ○ *Fri*  ○ *Sat*

Date .............................

○ Sun  ○ Mon  ○ Tue  ○ Wed  ○ Thu  ○ Fri  ○ Sat

Made in the USA
Monee, IL
25 March 2021